AF582245

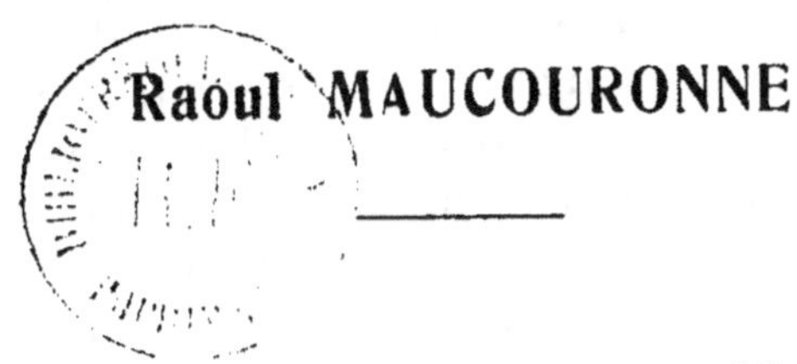

Raoul MAUCOURONNE

Raoul Maucouronne — ou Malecouronne — n'est pas un inconnu parmi nous, grâce aux quelques lignes que Léopold Delisle lui a consacrées dans sa *Notice sur Orderic Vital*, dont M. Henri Omont va nous donner une seconde édition avec additions, pour l'inauguration prochaine du monument à l'incomparable chroniqueur de St-Evroult, dont la société historique et archéologique de l'Orne a eu l'initiative, mais pour l'exécution duquel l'Angleterre et le monde savant tout entier tiendront à honneur de s'associer. On aurait eu le droit de s'étonner que l'abbé Letacq, enfant du pays d'Ouche, eût omis de le mentionner dans sa *Bibliographie scientifique du département de l'Orne*, car *l'Histoire littéraire de la France* a vu en lui : « un grand homme de lettres », quoiqu'à la vérité aucun écrit de lui n'ait été découvert dans les Catalogues de la Bibliothèque de Saint-Evroul, si riche en manuscrits. Nous devons aussi être reconnaissants à M. le Dr Beaudouin d'avoir remis en lumière le nom de cet ancêtre, de ce compatriote, dans *l'Année médicale*, imprimée à Caen, où a paru, en mars dernier, une savante et spirituelle étude intitulée : *Histoire de la médecine ; un médecin de Saint-Cénery au XIe siècle, Raoul Malecouronne* Caen. Adeline G. Poisson. 1912. 7 p. in 8°.

Maucouronne appartenait à l'illustre famille des Giroye, « d'une ancienne noblesse de France et de Bretagne », lisons-nous dans *l'Histoire littéraire de la France*. Les Giroye, en effet, reconnaissaient pour chef un chevalier breton, du nom d'Abon, compagnon de Rollon le Marcheur, devenu duc suzerain de la Normandie, ami de l'ordre et de la justice, après quarante années employées à piller et à ravager la Neustrie.

Chargés par les ducs de défendre les Marches de la Normandie et du Maine, les Giroye ont une belle page dans l'histoire féodale. Par mariage, l'un des descendants d'Abon était devenu l'heureux possesseur d'importants domaines dans le pays d'Ouche, à St-Evroul, à Echauf four, à Heugon, à Montreuil-l'Argillé ; mais une lourde responsabilité pesa sur son fils, Guillaume Giroye, lorsqu'il eut accepté la garde, non seulement du château de Saint-Cénery-le-Giroye (aujourd'hui Saint-Cénery-le-Gerey), mais de celui de la Pooté, que lui confia le seigneur de Mayenne.

A partir de ce moment, une lutte à mort et sans merci s'établit entre les Giroye et les Talvas, châtelains de Bellême, pour le roi de France et, en même temps châtelains de Mamers, d'Alençon et de Domfront, pour le duc de Normandie. Il n'entre nullement dans notre plan d'en rappeler les péripéties, mais nous sommes obligés de dire un mot d'un épisode tragique, à la suite duquel Maucouronne eut l'occasion de donner la mesure de son talent comme chirurgien et comme médecin.

Les cruautés des Talvas et particulièrement celles de Guillaume II (1033 à 1050 environ) sont restées légendaires. Guillaume fut le bourreau de sa femme Hildeburge. Il la haïssait, en raison même des sentiments de douceur et de piété qu'elle manifestait et qui lui semblaient un reproche de sa propre conduite. « Un certain matin qu'elle allait à l'église pour prier Dieu, dit Guillaume de Jumièges, Guillaume la fit subitement étrangler par deux de ses parasites ». Or, quelque temps après, Talvas épousait en secondes noces la fille du seigneur de Beaumont et, à cette occasion, invitait tous ses voisins, notamment Guillaume Giroye, après avoir feint de se réconcilier avec lui. Ce fut en vain que Maucouronne, son frère, lui donna pour conseil de se tenir sur ses gardes et de s'abstenir de mettre les pieds dans le redoutable château d'Alençon. Confiant dans les lois de la chevalerie, il accepta l'invitation de Talvas qui, en pleine fête, le fit saisir par ses gardes, jeter dans une tour du château (connue depuis sous le nom de Tour du chevalier Giroye), crever les yeux et subir les plus odieuses mutilations. Or, grâce aux soins dévoués et intelligents de son frère Maucouronne, le mutilé fut non pas guéri entièrement, mais en état de marcher et d'entreprendre pour la seconde fois le voyage d'Outre-Mer, pour remercier Dieu de l'avoir tiré des mains de son cruel ennemi. Ceci dut se passer vers la fin de la première moitié du XIe siècle.

Cette cure, que M. le Dr Beaudouin, membre de la Société française d'Histoire de la Médecine, qualifie avec raison de merveilleuse, suffit à nous donner une idée du talent de Maucouronne, comme chirurgien et comme médecin ; mais nous avons à nous demander comment il s'était rendu si habile dans la pratique d'un art aussi difficile et aussi compliqué que celui de la médecine et de la chirurgie qui, à cette époque, n'étaient pas encore séparées, et surtout pour la guérison de pareilles blessures.

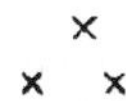

Raoul Maucouronne, cinquième fils de Guillaume Giroye, seigneur de Saint-Cénery, né vers le commencement du XIe siècle, en sa qualité de puiné, avait été destiné dès l'enfance à l'état ecclésiastique, selon la coutume du temps, et sans doute en raison de l'aptitude précoce qu'il montrait pour les travaux intellectuels. « Raoul, lisons-nous dans *l'Histoire littéraire de la France*, dès son enfance s'appliqua avec tant de succès à l'étude des sciences, qu'il posséda à fond tous les arts libéraux et qu'il apprit plusieurs rares secrets qui le faisaient regarder comme un homme consommé dans la connaissance de la nature et surtout de la médecine. »

Le surnom de Maucouronne qui lui

fut donné semble en contradiction avec les qualités que les Bénédictins ont reconnues en lui. Maucouronne, en effet, est synonyme de *mauclerc* (mauvais clerc), car on sait que la couronne ou tonsure était la marque distinctive des clercs. Or, il paraît qu'après avoir reçu la tonsure, il continuait à montrer pour les exercices physiques, pour les jeux et exercices d'adresse, un goût qui rappelait en lui le fils d'un des compagnons de Rollon et qui semblait jurer avec la qualité de clerc. C'est pourquoi, évidemment, on lui appliqua l'épithète péjorative de Maucouronne. Mais, s'il était de bonne race, il n'en était pas moins distingué par le talent de l'observation et un plus vif désir de s'instruire qu'aucun de ses compagnons d'études et de jeux. C'est dans ce but qu'il entreprit de longs et pénibles voyages et qu'il parcourut presque toutes les écoles de France et d'Italie, tant pour se perfectionner que pour faire admirer son savoir.

Salerne, qui reçut au Moyen Age le surnom de *Civitas Hippocratica*, parce qu'elle conservait religieusement, non seulement les œuvres du père de la médecine, mais aussi l'esprit de ses célèbres aphorismes et sa méthode, possédait alors l'école de médecine la plus célèbre de l'Europe, et les travaux d'un moine du Mont-Cassin avaient encore enrichi sa bibliothèque de plusieurs savants mémoires et de traductions des ouvrages d'un grand nombre de médecins grecs et arabes. Maucouronne ne manqua pas d'en profiter.

Il paraît avoir été d'autant mieux reçu dans cette cité que son parent, Guillaume Giroye, seigneur de Montreuil et Echauffour, avait fait une expédition dans la Pouille dès l'année 1031 et s'y était couvert de gloire. Un de ses fils, nommé également Guillaume, y était retourné plus tard, s'était rendu maître de la Campanie et avait été nommé chef de la milice romaine, porte-étendard de Saint-Pierre et mérité le glorieux surnom de *Bon Normand*, qui lui fut donné par les habitants reconnaissants. Or, il paraît que, dans cette célèbre école, Maucouronne ne rencontra personne qui pût lui disputer le premier rang pour la théorie et la pratique de la médecine, à l'exception d'une savante matrone qui passait pour l'emporter sur tous les docteurs. On voit par là que les femmes n'ont pas attendu notre siècle pour avoir des titres au doctorat en médecine.

C'est alors, sans doute, que Raoul Maucouronne dut échanger un surnom qui pouvait passer pour injurieux, appliqué à un maître reconnu comme tel par toute l'école de Salerne, contre celui de Le Clerc, c'est-à-dire le savant, qui lui fut donné par les admirateurs de son talent comme médecin.

Sa vie présente un autre trait notable. Il paraît que, de retour en France, il sentit renaître en lui la passion des armes et que le chevalier fit effort pour l'emporter sur le médecin. A cette époque héroïque, il n'était pas rare de voir chez les même hommes briller, tour à tour, l'amour de la gloire, le goût des sciences et l'esprit chrétien. Décidément le chrétien devait l'emporter. Pour triompher de l'esprit du monde, il alla s'enfoncer dans la solitude de Marmoutiers où il reçut l'habit de Saint-Benoit. Chose remarquable, il devait y retrouver des confrères, car l'étude et même la pratique de l'art médical n'ont jamais été considérées comme incompatibles avec les devoirs de la vie monastique.

Parmi les moines de Marmoutiers, se trouvait alors un religieux nommé Jean, médecin en titre du vicomte de Châteaudun et du comte d'Anjou. Un autre, nommé Jussieux, fut appelé, en 1037, à donner ses soins à l'évêque d'Angers. Le nouveau profès de Marmoutiers tint à honneur de former des élèves parmi ses jeunes confrères et il y réussit. L'un d'eux, Tetberg, paraît s'être rendu fort habile, l'autre, Jacques, surnommé le Médecin, est cité comme ayant assisté au concile de Brioude en 1034.

Dans l'intervalle, un grand événement s'était produit dans le pays d'Ouche ; les Giroye et les Grentemesnil, leurs parents, principaux seigneurs de la région, y avaient eu la plus grande part. Le réveil du sentiment religieux et la vue des œuvres merveilleuses réalisées par les associations monastiques avaient fait naître l'idée de relever de ses ruines l'antique abbaye de Saint-Evroul, mise à sac par les Normands au Xe siècle. Le mutilé de la Tour Giroye ayant résolu de se faire moine, fit profession à l'abbaye du Bec et, lorsque le monastère de Saint-Evroul fut en état de l'y recevoir, il s'y fit admettre après avoir généreusement contribué à sa restauration par des donations considérables.

Après Thierry de Mathonville, premier abbé, sacré en 1056, Robert de Grentemesnil, neveu de Guillaume Giroye et de Raoul Maucouronne, fut élu pour lui succéder. Bientôt même, les deux frères Giroye furent réunis dans le même cloître, en vertu de l'autorisation donnée au moine-médecin de venir apporter à son neveu le précieux concours de sa science et aux nouveaux moines de Saint-Evroul l'exemple de ses vertus.

M. le Dr Beaudouin fait remarquer, en effet, que l'hospitalisation des malades pauvres ou dépourvus de secours était largement exercée à Saint-Evroul et qu'une léproserie était même annexée au monastère. Maucouronne se dévoua au soulagement des infortunés atteints de cette horrible maladie. Loin d'avoir peur de les approcher, il disait qu'il aimerait mieux souffrir dans sa chair que d'avoir l'âme rongée par une lèpre plus redoutable, celle du péché.

L'expiation à laquelle il aspirait lui fut accordée, il ne tarda pas à contracter la lèpre et l'abbé dut lui donner une cellule établie dans une chapelle séparée du monastère, où il reçut les soins d'un moine nommé Gosselin.

Dans ces conditions, il put continuer à donner des consultations aux malades de la contrée qui les réclamaient. Après sa mort, sa mémoire resta en vénération dans le pays. Les vieillards aimaient à raconter les merveilles qu'il avait opérées et dont ils avaient été témoins, notamment à Montreuil-l'Argillé, dit Orderic Vital.

Ce n'est pourtant pas à Saint-Evroul qu'il dut finir ses jours. Son neveu, Robert de Grentemesnil, avec onze de ses moines, se vit alors obligé de se retirer de ce monastère où la zizanie, fomentée par des voisins puissants, s'était introduite, et il dut comme eux s'expatrier.

Il mourut à Marmoutiers le 7 des calendes d'avril 1064, en odeur de sainteté, suivant le témoignage de *l'Histoire littéraire de la France.*

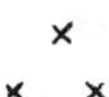

Il est nécessaire de joindre ici un mot sur l'état des sciences et des arts à Saint-Evroul, à cette époque. C'est un des moines, nommé Roger Nicolas, qui avait dirigé la construction de l'église abbatiale. Un autre moine, Roger de Vaconnes, orna d'or, d'argent et de perles un magnifique Evangéliaire. L'abbé Osberne cultivait les arts mécaniques avec une remarquable adresse ; il savait sculpter et peut-être forger, comme nous l'apprend Orderic Vital qu'il faut toujours citer.

La musique fut un art dans lequel excellèrent les moines de Saint-Evroul, dont les traditions furent portées en Italie, dans les monastères de Sainte-Eufémie, de Vénose et de Melito.

La médecine, surtout, fut pratiquée avec succès dans cette abbaye. La bibliothèque de Saint-Evroul contenait un Hippocrate, qu'on voit décrit dans un catalogue du XIIe siècle. Plusieurs illustres médecins habitèrent ce célèbre monastère ; Jean et Goisbert de Chartres s'y rendirent fort habiles. Le premier fut médecin du roi Henri Ier ; le second, médecin de Raoul de Toeni, qui continua l'exercice de son art à Saint-Evroul, après s'être fait moine.

Parmi les illustres médecins du pays, contemporains de Raoul Maucouronne et d'Orderic Vital, on cite Gilbert Maminot, à la fois médecin et chapelain de Guillaume le Conquérant, nommé évêque de Lisieux en 1070. Ce fut lui qui, avec Gontard, abbé de Jumièges, et quelques autres médecins, lui donna des soins dans sa dernière maladie. Grimbald, normand de nation, étant comme beaucoup d'autres passé en Angleterre, exerça la médecine à Oxford. Roger, autre moine normand, passait aussi pour un savant médecin. Mauger, archidiacre d'Evreux, plus tard évêque de Worcester, fut premier médecin de Richard Cœur-de-Lion.

Les seigneurs normands eux-mêmes, à l'instar de Raoul Maucouronne, se faisaient gloire de leurs connaissances médicales. Odon Stigand, par exemple, chambellan des empereurs Isaac Commène et Constantin Ducas, parlait parfaitement le grec, passait pour très versé dans la connaissance de la médecine et pour posséder des secrets admirables. Saint Anselme nous donne encore comme habile médecin un normand, nommé Albert, à qui il adressa deux de ses lettres.

S'il est prouvé que la médecine fut appliquée d'une façon rationnelle et avec quelque succès à Saint-Evroul, du temps d'Orderic Vital, il n'en est pas moins certain qu'à cette époque, dans les villes comme dans les campagnes et même à la cour des plus grands seigneurs, l'empirisme le plus grossier et les pratiques les plus barbares, les superstitions les plus ridicules et même les plus inhumaines, étaient surtout en honneur.

Orderic Vital nous en fournit un exemple topique :

Mabille de Bellême, digne fille de Talvas, avait hérité de sa haine pour les moines de Saint-Evroul. Elle aimait à leur faire sentir le poids de son autorité et, quand elle passait par le pays, elle se plaisait à faire son entrée dans l'abbaye, escortée d'une troupe nombreuse de chevaliers, d'écuyers et de serviteurs qu'il fallait héberger et nourrir ; lourde charge pour le monastère.

Un jour qu'elle était descendue avec une suite d'au moins cent chevaliers, Thierry de Mathonville, abbé, dut lui faire remarquer qu'elle abusait de son droit d'hospitalité. Sur la réponse de Mabille qu'elle n'avait pas à tenir compte des observations de l'abbé, celui-ci osa lui dire que peut-être elle pourrait s'en repentir.

La nuit suivante, en effet, dit Orderic Vital, elle fut prise d'une violente douleur au sein, suite peut-être de l'émotion qu'elle avait ressentie et qu'elle avait dû comprimer. Frappée de terreur, elle n'eut rien de plus pressé, le lendemain matin, que de sortir de cette maison détestée. Or, en traversant le bourg de Saint-Evroul, elle aperçut à la porte d'un des vassaux de l'abbaye, nommé Gosselin, une pauvre petite fille, encore à la mamelle, et elle se la fit amener. Après l'avoir caressée, elle appliqua son sein aux lèvres de l'enfant qui naturellement le suça (1). Au moyen de cet artifice, le sang décomposé, mêlé au lait dont le sein de Mabille était engorgé, fut aspiré par l'enfant. Le soulagement qu'elle en éprouva fut immédiat, mais l'enfant en mourut, et Orderic Vital, qui nous a rapporté cette scène, semble laisser entendre qu'elle produisit une profonde impression dans le bourg de Saint-Evroul, où jamais on n'avait vu appliquer un semblable traitement pour la guérison des apostèmes au sein, qui rappelle le procédé employé par les *psylles* de l'Egypte et de l'Inde contre le venin des serpents ; avec cette différence que l'absorption de ce venin est sans action sur le tube digestif, tandis que celle de la sanie d'un abcès ou phlegmon, par une enfant, ne pouvait manquer de la tuer.

Le bistouri, dont Ambroise Paré (2)

---

(1) « Tout animal qui vient de naître, dit Cabanis, suce la mamelle de sa nourrice ». « *Œuvres* », p. 407 (Rapport du physique et du moral de l'homme.

(2) Ambroise Paré a donné le nom de « bistorie » à la lancette recourbée dont il

apprit l'usage aux chirurgiens du XVIe siècle et au moyen duquel le Dr Labbé a opéré les vraies merveilles que l'on sait, vaut mieux.

Louis DUVAL.

---

se servait dans certains cas qui exigeaient un certain tour de main auquel la lancette ordinaire ne se prêtait pas facilement. Le trocard (ou trois quarts) a la même origine. — Le Dr Bouteillier, de la Ferté-Fresnel, est l'auteur d'un mémoire intitulé : « *Du traitement de l'eczéma variqueux* », publié dans le « Mouvement médical », 15 décembre 1867, et « *De quelques préjugés médicaux dans les campagnes* », publié dans la « Santé publique », 7 octobre 1869. — V. également : Dr Louvel, de la Ferté-Macé, *Le Bistouri* (poésie), Caen, Imprimerie G. Poisson, s. d. in-8° 2 p.

Journal de l'Orne. Argentan

www.ingramcontent.com/pod-product-compliance
Lightning Source LLC
LaVergne TN
LVHW050515160826
845677LV00003B/1151
9782329637402